Los jugos

sus propiedades medicinales

Rubén Villacis Villalba

Los jugos
sus propiedades
medicinales

Editorial Época, S.A. de C.V.
Emperadores 185
Col. Portales
C.P. 03300 México, D. F.

Los jugos, sus propiedades medicinales
Rubén Villacis Villalba

© Derechos reservados 2008
© Editorial Época, S.A. de C.V.
Emperadores No. 185
C.P. 03300 — México, D.F.
E-mail: edesa2004@prodigy.net.mx
Tels: 56049046
56049072

ISBN: 970627669-6
9789706276698

Impreso en México — *Printed in Mexico*

Introducción

Cada día nos interesamos más por tener una alimentación sana y natural, debido a que nos hemos dado cuenta de que esto nos proporciona bienestar y salud, mantiene nuestro cuerpo sano y equilibrado o lo restablece si se encuentra enfermo.

Una forma de lograr una alimentación sana consiste en consumir frutas y verduras, lo cual se ha ido definiendo como una terapia general coadyuvante de otras terapias. Se conoce como jugoterapia (terapia de jugos de frutas y verduras) al método que, bien llevado, no provoca efectos secundarios, y cura una amplia gama de enfermedades originadas por deficiencias alimenticias, sobre todo en la actualidad debido a la industrialización equivocada de los alimentos, a su producción inadecuada y a la alteración en los componentes de la tierra por la utilización de plaguicidas y fertilizantes químicos.

La administración de jugos, el nulo efecto secundario que presenta, la rápida y fácil asimilación y el poco residuo que dejan en el intestino los productos de esta terapia, la hacen muy conveniente como ayuda a diversos padecimientos; y decimos como ayuda, porque hay que recordar que ninguna medicina es curativa, es decir, se vierten en el organismo los elementos que son necesarios en ese momento para que éste realice la complementación de algún elemento nutricional del cual carece o está presente en forma deficiente, por lo que su acción es alimenticia, revitalizadora, energética, algunas veces plástica, enzimática, química y como mecanismo de arrastre y eliminación de las sustancias no adecuadas al cuerpo con su acción depuradora y desintoxicante a través de su contenido iónico o electromagnético.

Jugoterapia

La terapia de jugos de frutas y verduras tiene sus bases y principios, los cuales describiremos a continuación para comprender mejor sus alcances y límites.

Las frutas se clasifican en dulces, agridulces, ácidas y secas. Una subdivisión las clasificaría en oleaginosas (frutas que contienen aceites o grasas) y feculentas (las que contienen almidones o harinas); otra subdivisión contemplaría su contenido vitamínico y mineral. Aquí cabe advertir el uso cuidadoso de las frutas en padecimientos cardiacos, renales y circulatorios por los minerales de sodio y potasio, por su contenido en azúcares o hidratos de carbono (moléculas formadas por hidrógeno, oxígeno y carbono) que son importantes por ser un alimento energético de fácil asimilación y utilización por el organismo. La clasificación de estos azúcares depende de su composición química y de donde se obtiene. Tenemos la glucosa que se encuentra en las frutas dulces; la levulosa en algunas frutas y la miel; la sacarosa en la remolacha y caña de azúcar; la maltosa en la cebada germinada, malta y sudáceos del café; la amilasa en la semilla de los cereales, los tubérculos como la papa, y en general las harinas o almidones llamadas féculas. Las dextrinas son derivados de la amilasa obtenidos por hidrólisis.

Existen lípidos, que son las grasas o aceites contenidos en las frutas y vegetales, los cuales son una gran fuente energética de reserva; las proteínas, o sus componentes los aminoácidos, tienen como función la estructura plástica y genética de los cuerpos vivientes, por lo que efectúan la función en cierta forma reguladora de vida, de defensa, de los procesos enzimáticos, de las reacciones físico-químicas, de transporte de elementos, etc.; y por último los minerales y oligoelementos que tienen dos formas diferentes de actuar: los llamados elementos constructores que van a formar las estructuras de sostén del cuerpo como los huesos, dientes, etc.; y los elementos catalíticos, de este grupo tenemos al azufre que tiene la particularidad de eliminar las sustancias tóxicas, el calcio que mantiene los huesos fuertes, al igual que el cloro, cobre, fósforo, flúor, hierro, manganeso, magnesio, potasio, sílice, sodio y yodo.

Algo importante de las frutas es su contenido de vitaminas, debido a la creciente deficiencia de éstas en los alimentos por las razones antes dichas y por la forma de vida que se lleva en las grandes urbes. Es necesario el aporte vitamínico que se encuentra en dichos alimentos, pero la cantidad de nutrientes no es uniforme. Así tenemos que aquellos que están en mayor proporción son la vitamina A, el complejo B (B1, B2, B6, B12), las vitaminas C y E (antioxidantes), la vitamina D que ayuda a la fijación del calcio, la vitamina K o antihemorrágica, la P y la Pp; en menor proporción tenemos las vitaminas B3, B15, B17, la vitamina H, la cholina, el inositol, el ácido fólico, el ácido pantoténico y la carnitina, sin olvidarnos del agua que actúa como catalizador de las reacciones químicas del cuerpo. Todo esto da como resultado que se manifiesten en todos los cuerpos, como el de los vegetales y frutas, campos de fuerza y energía como son el campo eléctrico y el campo magnético. Un ejemplo del primero se presenta en las verduras u hortalizas con sus hojas, tallos, bulbos, raíces, etcétera.

Del segundo, el campo magnético, sabemos que está presente en las frutas. Estas dos corrientes, una vez depuradas dentro del aparato nutritivo del cuerpo humano, forman ese anhelado equilibrio electromagnético, que da al hombre bienestar, euforia física e interna. Todo esto tiene su base en las leyes naturales, gracias a las cuales sabemos que existen alimentos compatibles e incompatibles, por lo que es necesario evitar determinadas combinaciones de estos alimentos que pudieran provocar alguna reacción no recomendable. Afortunadamente casi todas las combinaciones de frutas y verduras u hortalizas frescas son compatibles, con la única excepción de los cítricos, el melón y la sandía, que deben tomarse solos.

En la actualidad es posible preparar las bebidas a base de frutas y verduras en la licuadora o en el extractor, separando sus componentes, lo que hace que su digestión y asimilación sea más fácil, rápida y no se mantenga mucho tiempo en el estómago e intestino para no provocar alteraciones digestivas, fermentaciones o la producción de sustancias tóxicas. Debemos considerar que para que esta clase de terapia tenga buen efecto terapéutico, o un efecto revitalizante, las frutas y las verduras deben estar maduras, frescas, íntegras, naturales y libres de productos químicos.

Los jugos de frutas y verduras tienen acciones específicas: fortalecen, revitalizan, depuran, ayudan a reconstituir las células, desintoxican y energizan el cuerpo; las verduras, además de sus componentes vitamínicos y minerales, contienen clorofila, la cual tiene grandes propiedades terapéuticas: es la asimiladora de la energía solar y cósmica, produce el intercambio entre oxígeno y bióxido de carbono.

Algo importante en todas las bebidas de frutas es elegir la base líquida de alguna fruta, lo mismo que en las verduras, pues una particularidad de los jugos es que su digestión se efectúa en la tercera fase, o sea, en el intestino delgado: los azucares, los almidones o féculas y las grasas son degradados y absorbidos en esta secuencia, con el procesamiento final de éstos en el hígado.

Las verduras, gracias a la celulosa que contienen (aunque en el jugo queda poca cantidad de ella), nos ayudan a evitar el estreñimiento, al igual que algunas frutas (excepto las secas), las cuales aumentan la peristalsis intestinal. La forma de ingerir los jugos es poco a poco o trago a trago, buscando siempre el deleite al retenerlos en la boca por un momento y así mezclarlos con la enzima tialina proveniente de las glándulas salivales para iniciar su digestión.

Todos los jugos son nutritivos y la forma más adecuada de tomarlos es una hora antes del desayuno o de dos a tres horas después de la comida, nunca junto con los alimentos. En casos especiales de tratamiento la recomendación estará a cargo del médico. Existen terapias exclusivamente a base de jugos sin otro alimento adicional, pero lo recomendable es la supervisión de un médico naturópata o nutriólogo alternativo, para conocer con precisión la cantidad, la indicación, el uso, la frecuencia y la duración del tratamiento.

Jugos curativos

Principios activos de algunos jugos

Jugo de ajo: Eliminación del catarro.

Jugo de alfalfa: Alergias, problemas digestivos, malestar al levantarnos.

Jugo de apio: Artritis, neuritis, reumatismo, acidez, presión sanguínea alta, nervios.

Jugo de berro: Ayuda a bajar de peso.

Jugo de betabel (hojas): Constipación, nutrición para el hígado y la vesícula biliar.

Jugo de betabel (raíz): Formador de sangre (siempre que se lo combine con jugo de zarzamora).

Jugo de cebada: Ayuda a aumentar de peso.

Jugo de cebolla: Catarro, problemas bronquiales y pulmonares.

Jugo de cilantro: Fortifica el corazón, tónico para el sistema digestivo.

Jugo de col: Úlceras estomacales.

Jugo de coliflor: Limpiador intestinal.

Jugo de endivia: Ayuda a bajar de peso.

Jugo de espárrago: Problemas de vejiga y riñones.

Jugo de lechuga: Insomnio.

Jugo de mostaza (hojas): Limpiador del hígado y la vesícula biliar.

Jugo de nabo: Mejoramiento de la silueta, asma, molestias y dolor de garganta, malestares bronquiales.

Jugo de perejil: Diabetes, piedras en los riñones y cálculos biliares.

Jugo de rabanitos: Catarro.

Jugo de salvia: Problemas digestivos e intestinales, nerviosidad, sudor nocturno, problemas cutáneos, parásitos intestinales, malestares matutinos.

Jugo de soya: Mejora el sistema nervioso y circulatorio, previene el estreñimiento.

Jugo de tomillo: Dolores de cabeza, asma, fiebre del heno, gripe, elimina el catarro, del sistema respiratorio superior, dolor de garganta.

Jugo de zanahoria: Nutrición para los ojos, pelo y uñas.

Jugo de tomate: Estimula el apetito y proporciona energía. Es útil para tratar las afecciones de la vejiga, el hígado y la piel.

Jugo de espinaca: Combate la anemia. Ayuda al funcionamiento normal del corazón.

Jugo de uva: Estimula el funcionamiento normal del hígado. Mejora el funcionamiento del intestino. Es útil para tratar el cáncer, la fiebre, la indigestión.

Jugo de papaya: Regula el colesterol. Es útil para tratar la indigestión y las afecciones renales.

Jugo de mango: Purifica la sangre. Evita el insomnio, la fatiga cerebral y los trastornos digestivos.

Jugo de maracuya: Útil para tratar las afecciones de la próstata, el hígado e infecciones urinarias.

Jugo de rábano: Aumenta el apetito, mejora la digestión y calma los nervios. Es útil para tratar el asma y la sinusitis. Estimula la circulación. Alivia la fatiga.

Jugo de betabel: Útil para tratar la anemia, la ansiedad, la fatiga, los problemas menstruales, las afecciones de la piel y del hígado.

Jugo de plátano: Útil para las úlceras de estómago, gastritis, afecciones del corazón y riñones. Aumenta la salida de leche materna.

Jugo de papa: Ayuda a sanar. Útil para tratar la artritis y la gastritis.

Jugo de col: Útil para tratar los bronquios, el estreñimiento, el asma, las úlceras, etcétera.

Jugo de alubias: Promueve la actividad normal del hígado y el páncreas. Es útil para tratar la fatiga causada por el exceso de trabajo. Ayuda al tratamiento de los trastornos de las glándulas tiroides.

Fuente de salud

Incluir los jugos en la alimentación mejora el sistema cardiovascular, aumenta el rendimiento físico, baja la presión sanguínea, favorece el sueño por la noche e incrementa las energías.

Una de las ventajas fundamentales de la ingesta de jugos es que se elimina un proceso digestivo: la extracción del líquido de las fibras. Al comer hortalizas y frutas frescas, el cuerpo extrae de la fibra en forma de líquido lo que necesita. La licuadora ahorra trabajo al organismo ya que separa el jugo de las fibras, de manera que el cuerpo recibe la máxima cantidad de sustancias nutritivas en pocos minutos.

Un aspecto clave es que el jugo que se extrae de la licuadora es diferente del envasado que se vende en los supermercados, ya sea concentrado o no. En primer lugar, es absolutamente fresco, lo cual es primordial dado que las sustancias nutritivas pierden muchas de sus propiedades al poco tiempo de haberlas licuado. Además, el jugo natural no está pasteurizado, esto es, cocinado, por lo que conserva vivas todas las células básicas para la salud. Por último, los jugos naturales son puros, sin aditivos ni conservantes.

¿Batidora = licuadora?

Con frecuencia, las personas tienen un concepto equivocado del papel que desempeña una licuadora. Se plantean: ¿Por qué no se pueden poner las frutas en una batidora o en un mini robot de cocina? La respuesta es sencilla. La batidora y el mini robot convierten los alimentos en un puré que no es más que la versión líquida de la fruta o la hortaliza entera. La licuadora, sin embargo, extrae los jugos de la fibra.

Un dato: una taza de jugo de zanahoria contiene el equivalente nutritivo de cuatro tazas de zanahoria cruda troceada. Los jugos que se toman inmediatamente después de prepararse contienen casi el 9% del valor nutritivo de la fruta o la hortaliza y proporcionan de inmediato el alimento al cuerpo liberándolo al torrente sanguíneo.

Jugos de hortalizas

Cuando una persona adquiere una licuadora lo primero que suele hacer es prepararse jugos de fruta. Ciertamente, no hay nada más sabroso que un jugo de manzana recién exprimido. Ahora bien, existen unas cuantas razones que aconsejan que los jugos se hagan sobre todo con las hortalizas y que las frutas, sin renunciar a tomarlas en jugos, se coman también enteras.

En primer lugar, las hortalizas son más difíciles de digerir cuando se ingieren enteras. Son más pesadas y se descomponen con mayor lentitud que las frutas. Por otro lado, las verduras son los pilares de la vida, las responsables de que los músculos, los tejidos, las glándulas y los órganos se mantengan fuertes y sanos. Al tomar jugos de hortalizas, el cuerpo recibe casi el 100% de los nutrientes que contienen. Por último, las frutas contienen mucha pectina, que ayuda a la digestión y regula el funcionamiento del organismo. La pectina se absorbe mejor cuando se come la fruta entera.

Belleza y salud

Los alimentos frescos, no cocinados, ayudan al cuerpo a eliminar toxinas y le permiten renovar fuerzas y energías; hacen que la piel se mantenga tersa, el cabello brillante, el aliento fresco y que todo el organismo esté bien regulado; los resfriados y las gripes disminuyen; los dientes son menos propensos a las caries y las encías a sangrar.

Pero eso no es todo. Algunas investigaciones han demostrado que el betacaroteno —una sustancia presente en algunas hortalizas— es esencial para la prevención de muchas enfermedades, ya que actúa como antioxidante y neutraliza las moléculas perjudiciales conocidas como radicales libres. De este modo, protege las características genéticas de cada célula, lo cual se traduce en una menor posibilidad de que se desarrollen tumores malignos. Algunas verduras con betacaroteno son la zanahoria, el brócoli, la col, la coliflor, espinacas, coles, berros, etcétera.

Papaya, piña y tamarindo son los ingredientes estrella de una dieta muy tropical que en un abrir y cerrar de ojos dará al traste con esos centímetros de sobra. Ideal para rebajar la antiestética despensa de grasa que se hace fuerte en determinadas zonas, forma parte de las llamadas dietas express, lo que supone que hay que practicarla con mesura y en cortos períodos de tiempo.

Las dietas de jugos se prodigan por doquier para echarle un pulso a la báscula en un corto periodo de tiempo. Además, suelen aportar como ventaja añadida un saludable efecto depurativo. Sin embargo, habrá que extremar las precauciones a la hora de elegir las frutas y la cantidad a ingerir porque un exceso de azúcar puede conllevar un aumento de peso.

La piña, la papaya y el tamarindo conforman un eficaz trío que ataca directamente al volumen adipocitario que toma asiento en las zonas conflictivas en forma de reserva grasa. Escasas en calorías y muy saciantes, no sólo propician una rápida pérdida de peso sino que sirven para eliminar toxinas y depurar el organismo.

Su capacidad para reducir centímetros de más radica en que la papaya y la piña ejercen como movilizadores del tejido graso, al tiempo que el tamarindo despliega su poder para quemar ese exceso de grasa a nivel celular.

Movilizadores del tejido graso

Las células adiposas son auténticos almacenes de grasa. En su insaciable capacidad de acopio pueden multiplicar hasta por diez su tamaño, lo que se traduce en un aumento de peso y de volumen. La batalla antigrasa se libra a nivel calórico con una reducción drástica de la ingesta de calorías, santo y seña de toda jugodieta que se precie.

En este sentido, la piña y la papaya contienen todo un arsenal de enzimas biocatalizadoras que actúan como movilizadores del tejido graso y del tejido conjuntivo. Ambas potencian el drenaje de sus zonas esclerosadas, donde las retracciones de la dermis dan paso a la característica piel de naranja y a las alteraciones del retorno venoso.

Efecto quema-grasa

El objetivo de esta jugodieta tan tropical es reducir el cúmulo de grasa. Tras la acción movilizadora de la piña y la papaya, el rico tamarindo incorpora en su composición ácidos que tienen poder para quemar el exceso de grasa. Todo ello gracias a su estelar intervención en el ciclo del ácido cítrico que tiene lugar en el interior de la célula.

Una dieta a base de jugos implica un ahorro energético. De esta forma, el organismo puede utilizar la energía en otras funciones más saludables, como reparar, desintoxicar, normalizar y revitalizar los tejidos. Además, durante su seguimiento disminuye el apetito de forma progresiva y el cuerpo busca la energía en los depósitos de triglicéridos almacenados en los adipocitos.

Bajar kilos

Esta jugodieta de entre tres y siete días de duración posibilita una pérdida de entre dos y cinco kilos, dependiendo del peso inicial. Supone la ingestión exclusiva de jugos de piña, papaya y tamarindo, aunque no deberán rebasarse los dos kilos diarios de fruta. Su espartano menú se acompaña con agua, así como con infusiones relajantes de naranjo amargo, manzanilla o melisa para antes de dormir.

Sus mejores destinatarios son aquellas personas que gozan de una salud de hierro, ya que puede generar estados carenciales. Por otro lado, se recomienda abstenerse de sus antigrasos favores a embarazadas, diabéticos insulinodependientes e individuos sometidos a un tratamiento médico continuado.

Cómo mezclar los jugos

La excepción al "todo vale" son los jugos de verduras. Estos jugos "verdes" se deben mezclar con los más suaves y gustosos, como el de zanahoria o manzana —de lo contrario es probable que se sufra algún malestar gástrico—. Salvo esta excepción, los jugos de frutas y hortalizas no se mezclan.

Masticar el jugo

Cuando se beba un jugo de verduras debe masticarse. Esto significa pasarlo de un lado a otro de la boca hasta notarlo más tibio y más dulce. Este movimiento y el propio alimento activan las enzimas digestivas de la saliva.

Consejos

La jugodieta de piña, papaya y tamarindo aporta vitaminas, minerales, aminoácidos e hidratos de carbono. También fibra, grasa y proteínas en dosis ínfimas. Resulta muy eficaz para adelgazar, pero su problema es la falta de proteínas, por lo que se recomienda no prolongarla más allá de lo recomendado (entre tres y siete días).

Su drástica estrategia obliga al organismo a buscar la energía en los tejidos grasos, que además de acumular depósitos tóxicos son depositarios de una reserva hormonal. Por esa razón se recomienda mantener los tejidos en un buen estado de hidratación mediante la ingestión diaria de unos dos litros de agua, a ser posible mineral. La deshidratación puede acarrear cansancio y cefaleas.

Preparar un jugo de zanahorias

El jugo de zanahorias se toma crudo. Lo primero es limpiar las zanahorias de polvo e impurezas metiéndolas en agua. A continuación se raspa su superficie con un cuchillo sin pelar la piel. En ella es donde existe una mayor concentración de carotenos o vitamina A. Pasando un kilo de zanahorias por la licuadora se saca alrededor de un cuarto de kilo de jugo. Este se puede diluir en agua y añadirle miel y limón.

Jugo de limón para los huesos

La cáscara de los huevos de color blanco es un verdadero almacén de minerales como el calcio, bicarbonatos y otras sustancias que pueden colaborar de forma decisiva a fortalecer los huesos. Además de la elevada cantidad de ellos que nos aportan, destaca su elevada calidad.

Para obtener estos minerales le proponemos un sencillo remedio que puede practicar tres veces por semana y una semana de cada mes. Lo primero que hay que hacer es limpiar bien la cáscara de un huevo blanco. Una vez limpio se introduce en un vaso y acto seguido se debe llenar el vaso con jugo de limón, utilizando una cáscara del limón para colocarla encima del huevo y sumergirlo dentro del jugo. Esta mezcla debe reposar durante toda la noche y a la mañana siguiente se saca el huevo con una cuchara, colamos el líquido y se ingiere durante el desayuno, lentamente.

La licuadora

La licuadora es la estrella de la cocina natural. Se debe colocar en la encimera, preferentemente cerca del fregadero, en un área despejada. Es utensilio caro pero, si se tiene en cuenta el provecho que se le puede sacar, su precio resultará ínfimo.

La diferencia de precios entre los distintos modelos se fundamentará en el tamaño del motor. Pero lo esencial es que tanto éste como la cuchilla tengan la suficiente fuerza como para funcionar eficazmente con grandes cantidades de piel, tallos y cortezas. Además, no debe pesar demasiado —entorno a cinco kilos—, y debe estar diseñada para que puedan prepararse varios jugos sin tener que desmontarla y limpiarla cada vez.

Los mejores jugos

Por todos es sabido que los jugos de frutas y verduras contienen sustancias nutritivas concentradas que proporcionan al organismo las vitaminas y los minerales que necesita para mantenerse sano.

Acné

Disminuir el consumo de grasas, natillas, chocolate y leche no desnatada.

Utilizar:

Zanahoria y espinaca

Zanahoria y lechuga

Zanahoria y espárragos

Alergias

La sensibilidad a diversas sustancias, o incluso a la luz del sol, puede dar lugar a condiciones alérgicas. Lo primero que hay que hacer es encontrar la causa y evitar el contacto con ella.

Los jugos siguientes no son tanto remedios como fortalecedores generales:

> Zanahoria y betabel
>
> Alcachofa y apio
>
> Zanahoria y apio
>
> Zanahoria y papa

Tome al día dos de las combinaciones anteriores.

Amígdalas

Como en el caso de las vegetaciones, la extirpación suele ser innecesaria. Las amígdalas son importantes para el control de la infección, y no deben perderse sin la debida consideración.

Los jugos que hay que utilizar son:

> Cebolla y zanahoria
>
> Rábanos picantes y ajo
>
> Piña y zanahoria
>
> Piña y apio
>
> Piña y alfalfa
>
> Apio y zanahoria

Anemia

No en la anemia perniciosa que debe ser tratada por un médico, sino en la anemia simple.

Tome dos de las combinaciones siguientes:

> Berros y rábanos picantes (rallados)
>
> Zanahorias y espinacas
>
> Zanahorias, hinojo y betabel

Hinojo, zanahoria y espinacas

Zanahoria y betabel

Hinojo y betabel

Nabos y de zanahoria

Espinacas y berros

Nabos, berros y espinacas

Berros, zanahorias y de betabel

Ortiga, berros y betabel.

Jitomate, zanahoria y de espinacas

Angina de pecho

Los jugos naturales pueden ser útiles como medida de apoyo. Evitar las situaciones de tensión. Evitar todas las grasas endurecidas. Mantener un peso normal. Hacer con regularidad ejercicios suaves.

Tomar una de las tres combinaciones siguientes:

Piña y papaya

Ajo, cebolla, perejil y naranja

Ajo, naranja y piña

Antibióticos

A veces, en una emergencia, el médico ha de prescribir antibióticos como modo de preservar la salud, pero nunca deben de darse a la ligera por dolencias menores.

Los antibióticos destruyen las bacterias buenas y las malas sin discriminación. Por tanto, es necesario restablecer una buena flora gástrica después del tratamiento con antibióticos.

Se recomiendan estos jugos:

Manzana

Pepino y ajo

Cebolla y ajo

Papaya

Tomar yogurt natural diariamente.

Arterias (Arterioesclerosis)

Mantener el peso correcto. Utilizar una dieta rica en aceites poliinsaturados y baja en grasa duras. Hacer ejercicios suaves con regularidad; la natación y el correr o andar son convenientes. No comer más de un huevo a la semana. Evitar el azúcar y los alimentos refinados.

Tome todos los días un jugo de cada grupo:

Grupo A

Zanahoria y espinacas

Zanahoria, apio y betabel

Zanahoria, apio, espinacas y perejil

Zanahoria y ortiga

Grupo B

Piña, ajo y zanahoria

Piña y papaya

Piña

Papaya

Grupo C

Rábanos picantes (rallados)

Ajo

Artritis

Cuando se han producido cambios en los huesos ya no es posible la inversión. Por eso es sorprendente el gran número de personas que busca y encuentra alivio de la artritis en los remedios naturales. El hecho es que la movilidad puede recuperarse o evitar que el proceso degenerativo vaya a más. En ello pueden ayudar los poderes curativos de las plantas.

Tome todo el apio que pueda; casi un litro al día es lo ideal.

El apio debe tomarse con uno o más de los jugos siguientes:

Pepino y ortigas

Toronja (si puede)

Ortiga y perejil

Espinacas, perejil, pepino u ortiga

Pepino, betabel y berros

Asma

Por ejemplo, una de cada diez personas sufre de esta agotadora dolencia, que produce un espasmo nervioso de los bronquíolos que se llenan de mucosidad. A veces la causa puede encontrarse y evitarse. Pruebe cada combinación al menos durante una semana completa cuando sean de esperar los ataques. Si encuentra la que le ayuda, manténgala todo el tiempo que le sea de utilidad:

Toronja

Zanahoria y apio

Zanahoria y espinacas

Rábanos, limón y agua

Zanahoria y rábano (raíces y puntas)

Lechuga y apio

Lechuga y papa

Zanahoria, berros, perejil y papa

Ajo cada día

Ataques biliares

No de vómitos, sino incapacidad para producir suficiente bilis para digerir las grasas que hayamos comido.

Reducir todas las grasas. No beber alcohol, y tomar uno de los jugos siguientes:

Pepino, zanahoria y betabel

Zanahoria y espinacas

Zanahoria, apio y perejil

Diente de león, berros y ortigas

Bronquitis

Tratar de dejar de fumar. Si es posible, irse a vivir a un lugar elevado con mucho aire limpio y fresco. Mantener bajo el peso. Para expulsar la mucosidad, tomar todos los días, al menos durante dos meses:

Rábanos en el jugo de dos limones

Cebolla y limón

Nabos y limón

Como desinfectante interno, tome diariamente:

Col y limón

Y para recuperar fuerzas:

Zanahoria, diente de león

Zanahoria, betabel y pepino

Para aclarar la garganta, utilice jugo de piña

Cálculos biliares

Algunos médicos dicen que los cálculos sólo se curan con cirugía; y en ciertos casos tienen razón. No obstante, se han observado buenos resultados con métodos naturales. Evitar los alimentos grasos y reducir el peso al normal.

Son útiles las siguientes combinaciones de jugos:

Manzana y apio

Betabel

Ortiga y berros

Zanahoria, betabel y pepino

El jugo de apio es particularmente recomendable, por que previene la formación de nuevos cálculos.

Cáncer

Es un nombre global para varias condiciones malignas. Consulte siempre a su médico. Los jugos crudos pueden proporcionar un valioso y nutritivo apoyo al tratamiento que su médico crea conveniente. El cáncer puede hoy por hoy, ser controlado sobre todo si se siguen las pautas preventivas.

Adopte siempre una actitud positiva y no pesimista. Se recomienda como coadyuvante uno de los siguientes:

Un litro de zanahoria

Un litro de betabel

Zanahoria, betabel y papaya

Cataratas

Necesitan de consejo médico experimentado; pero si se tratan pronto pueden responder a los tratamientos naturales.

Seleccione algún jugo de los siguientes:

Zanahoria, betabel y pepino

Zanahoria, perejil y espinacas

Zanahoria, berros y jitomate

Catarro

Suprimir el tabaco y todos los alimentos grasos y/o refinados. Controlar el peso regularmente.

Los siguientes jugos son también muy útiles:

Jugo de limón, rábanos y agua caliente

Zanahoria y espinacas

Zanahoria y apio

Zanahoria, apio y rábanos

Zanahoria, betabel y pepino

Zanahoria, rábano y perejil

Papaya, piña y toronja

Circulación

Para ayudar a la circulación, hacer ejercicio diario.

Los jugos que se han de utilizar son:

Rábanos picantes (rallados)

Zanahoria

Colitis

Tomar mucho salvado y fibra cereal. Las comidas blandas que solían recomendarse no suelen ser útiles. Tomar el jugo de un limón en agua caliente al levantarse, más:

Manzana y zanahoria

Pepino, zanahoria y betabel

Papaya

Convalecencia

Es una época en la que debe reconstruir la salud con ejercicio y aire fresco.

Podemos elegir uno o más jugos de entre estos:

Betabel, zanahoria y perejil

Hinojo y zanahoria

Dermatitis

Si ha sido producida por un agente irritante exterior, eliminar la causa. Tratar de extender por encima pulpa de aguacate o papaya. En algunos casos poco frecuentes, se debe a una insuficiencia de vitamina A. Si es así, tomar algún jugo de los siguientes:

Zanahoria, manzana y apio

Zanahoria y apio

Perejil, berros y zanahoria

Diabetes

Debe ser tratada invariablemente por un médico experimentado, pues si la enfermedad es controlada el paciente puede hacer una vida relativamente normal.

Varias combinaciones de jugos de bajo contenido en carbohidratos se han encontrado útiles, especialmente para el tipo de diabetes que se inicia en la vida adulta.

Uno de los mejores es:

Coles de Bruselas y alubias

Otra buena mezcla es:

Rábanos, jugo de limón y agua

Otros que pueden probar son:

Zanahoria y espinacas

Zanahoria, apio y perejil

Lechuga, habichuelas y coles de Bruselas

Diarrea

Si es persistente, se debe consultar a un médico. Hay varias buenas combinaciones de jugos para la diarrea.

Utilizar alguna de éstas:

Betabel

Betabel y col

Ajo y col

Ajo y betabel

Ortiga

Ortiga, ajo y col

Papaya

Papaya y piña

Dispepsia

Se llama a la digestión difícil y laboriosa de carácter crónico. Puede causarla diferentes factores. A menudo por el exceso de alcalinos y la falta de ácidos en el sistema. El objetivo debe ser la normalización, y no usar los potentes antiácidos que se usan comúnmente. Ir probando estos jugos hasta que encontremos el adecuado para la dispepsia. Esperar dos semanas antes de tomar:

Col

Papaya

Piña

Zanahoria, betabel y lechuga

Si el cansancio es por la ansiedad, utilizar:

Betabel

El jugo de jitomate produce gran alivio.

Dolores de cabeza

Es una advertencia de la existencia de tensión corporal producida por tensión o por toxinas. La prevención es mejor que la cura. Los dolores de cabeza persistentes son un signo de enfermedad y debe consultarse siempre con un médico. El remedio consiste en tratar la causa subyacente. Es muy útil una dieta depurativa rica en frutas y verduras crudas y en cereales integrales. Probar las siguientes combinaciones de jugos:

Col y apio

Alcachofa

Manzana, jitomate y perejil

Betabel y col

Betabel

Zanahoria, betabel y pepino

Eccema

Es más un síntoma que una enfermedad. Entre sus numerosas causas se hallan la herencia y la susceptibilidad. A menudo es producido por la tensión y la preocupación. Tratar de encontrar y eliminar la causa. Elegir una dieta no estimulante. El vegetarianismo es ideal. Probar alguno de los jugos siguientes:

Espinacas y zanahoria

Zanahoria, apio y espinacas

Perejil

Espinacas

Lechuga

Papaya

Papa

Embarazo

Preocuparse particularmente de tener suministro suficiente de hierro y de las vitaminas A, B y C.

Tomar diariamente:

Zanahoria y berros

Y uno de los jugos siguientes:

Perejil y jitomate

Zanahoria y manzana

Zanahoria y betabel

Zanahoria, manzana y betabel

Estreñimiento

La dieta debe tener suficiente fibra de trigo integral, a ser posible molido con piedra. Dos cucharadas soperas de melaza negra en agua caliente suelen acabar con los problemas de casi todas las personas. Debe utilizarse lo siguiente, individual o conjuntamente:

Espinacas

Zanahoria y espinacas

Zanahoria y manzana

Papa

Exceso de peso

Si al comprobar las escalas nos damos cuenta de que nuestro peso es excesivo, beber lentamente durante todas las comidas un vaso de agua con cucharaditas de vinagre de manzana o de jugo de limón, y no beber nada más con la comida.

Cuando por la dieta controlada sintamos hambre, satisfacer nuestra necesidad de alimentos utilizando jugos. Elegir de entre estos:

Zanahoria y apio

Espinacas y betabel

Pepino, betabel y jitomate

Falta de peso

No es tan común como el exceso, y raras veces es motivo de preocupación. El problema es que la grasa que hay sobre el cuerpo es tan delgada que el aislamiento de las temperaturas extremas es deficiente. El remedio consiste en comer más. Una buena combinación de jugos es:

Alfalfa y zanahoria

Fatiga

Tras un trabajo duro, la fatiga es el modo de la naturaleza de avisar que necesitamos descanso; por tanto, descansemos. Los esfuerzos debilitan el cuerpo y lo hacen vulnerable a la enfermedad.

Si nos encontramos fatigados sin haber trabajado mucho, o bien necesitamos más horas de sueño, o no somos lo bastante activos, pues la misma pereza produce fatiga; o bien estamos enfermos, en cuyo caso debemos encontrar y tratar la causa. Pero lo más probable es que necesitemos un "reconstituyente" nutritivo. Durante dos semanas, tomar lo siguiente:

Jugo de berros diluido con agua, y/o:

Naranja

Manzana

Limón

Fiebre

Esta condición es la respuesta natural del cuerpo en su lucha por destruir la infección. Tratar la causa. Beber jugos que nos convengan, especialmente de todos los cítricos, de uva y de apio. Para combatir la infección, utilizar:

Ajo

Col

Cebolla

Fiebre del heno

Como en el caso del asma, la fiebre del heno está producida por una sensibilidad a una influencia exterior que
ha de ser localizada y, si es posible, evitada. Los niños
suelen ir dejando de tenerla, y a menudo se hace más
suave o deja de existir con el paso de los años. Utilizar
alguno de estos jugos:

>Apio y zanahoria
>
>Zanahoria, betabel y pepino
>
>Zanahoria, apio, espinacas y perejil
>
>Rábanos, jugo de limón y agua
>
>Zanahoria y espinacas
>
>Zanahoria, betabel y lechuga

Fracturas

Para curar las fracturas, el cuerpo debe tener un suministro abundante de vitamina C, proteínas y calcio.

>El mejor jugo es éste:
>
>Consuelda

Furúnculos

Usualmente, son signos externos de desperdicios tóxicos internos. Manténgalos muy limpios y asegúrese de
que su dieta sea la correcta, con mucha fruta y verdura,
frescas y crudas y pan integral. Utilice pulpa de papaya
como emplasto externo o, si no la tiene, miel pura. Utilice uno o dos de los jugos siguientes:

>Zanahoria, betabel y ajo
>
>Cebolla y col

Berros, ortiga y col

Ajo, cebolla, y betabel

Gripe

La gripe no debe de tomarse a la ligera. Puede ser incluso mortal para los ancianos o débiles. Es una buena costumbre empezar el invierno con dos semanas de jugos buenos y nutritivos que fortalezcan la resistencia. Puede repetirse una semana después de la Navidad.

Tomar cada día:

Berros, perejil, zanahoria y papa

Si tenemos gripe, evitar la ansiedad por insomnio, pues con eso sólo empeorará las cosas. Tratar de dormir con una o dos almohadas extras para mejorar la respiración. Hacer algún ejercicio una hora antes de acostarnos, aunque sólo sea caminar. Al retirarnos, beber un vaso de su jugo caliente favorito en el que hayamos disuelto una cucharada sopera de miel. El limón suele ser bueno. En el día beber alguno de los jugos siguientes:

Apio y zanahoria

En la noche, frotarse la frente con:

Lechuga y tres gotas de aceite de rosas

Tomar:

Lechuga

Hemorroides

Surgen después del embarazo o por la tensión o por el estrés. Una dieta rica en fibra cereal (salvado) previene casi siempre el inicio de las hemorroides, y es esencial para su alivio. No está demostrado que sentarse encima de cosas calientes, pueda ser una causa.

Los jugos que pueden ayudarle son:

Papa y berros

Nabos y berros

Espinacas y zanahoria

Heridas

Para curar las heridas se necesitan proteínas y vitaminas C y K. la vitamina K se encuentra en la alfalfa, y las proteínas en la consuelda. Por tanto, una buena combinación es:

Alfalfa, consuelda y zanahoria

Hernia

Esta desviación de una vuelta de los intestinos que empuja la pared del abdomen puede ser producida por la presión sobre el cuerpo humano por haber adoptado la postura erguida.

La prevención consiste en levantar objetos pesados con los músculos de las piernas en lugar de con los abdominales o de la espalda, y en mantener el abdomen bien ejercitado y sus músculos en buen tono. Esto último se facilita con una sana nutrición y con los siguientes jugos, que pueden servir de ayuda:

Zanahoria, apio, espinacas y perejil

Zanahoria y apio

Zanahoria y espinacas

Zanahoria, betabel y pepino

Hígado

Los problemas hepáticos suelen deberse al exceso de alcohol, al exceso de grasas y a la falta de vitamina B. Tomar un suplemento de levadura de cerveza. Debemos utilizar cada día dos de los jugos siguientes:

Zanahoria, betabel y pepino

Zanahoria y apio

Espinacas y zanahorias

Zanahorias, apio y perejil

Manzana

Alcachofa

Huesos y dientes

Tanto los niños como los ancianos necesitan mucho calcio, pues éste mineral no suele ser bien absorbido.

Hacer jugos ricos en calcio y beber al menos medio litro al día.

Entre los mejores están:

Apio

Perejil

Berros

Gota

Esta enfermedad resulta muy dolorosa, pero felizmente no es nada común. Evitar el vino, la cerveza y los alimentos ricos en nucleoproteínas, como las anchoas o sardinas. La mejor dieta es la vegetariana. El whisky puede tomarlo, pues no induce a la gota.

El jugo elegido es:

Habichuelas o judías verdes

Impotencia

Se dice que la vitamina E, el ginseng, la miel y el polen ayudan a hacer el amor. También se pueden utilizar algunos buenos jugos:

Betabel y zanahoria

Pepino

Apio

Indigestión

Pueden causarla numerosos factores. A menudo por el exceso de alcalinos y la falta de ácidos en el sistema.

El objetivo debe ser la normalización, y no usar los potentes antiácidos que se usan comúnmente. Vayamos probando estos jugos hasta que encontremos el adecuado para nuestra indigestión. Esperar dos semanas antes de cambiar:

Col

Papaya

Piña

Limón en agua caliente con un poco de miel

Zanahoria, betabel y lechuga

Laringitis

Tratarla como los enfriamientos. Hacer gárgaras con limón diluido en agua caliente.

Utilizar las siguientes combinaciones:

Zanahoria y piña

Piña

Zanahoria y manzana

Zanahoria y betabel

Pepino

Limpieza de Primavera

Todas las primaveras hay que dar al cuerpo la oportunidad de que se recupere de la tensión del invierno y empezar con frescura. Seguir una dieta vegetariana baja en féculas refinadas y carente de azúcar, luego, durante dos semanas, tomar todos los días antes de cada comida un tercio de:

Ortiga, berros y diente de león

Lombrices

Se denominan antihelmínticos a los remedios que eliminan las lombrices. Los que se citan están comprobados. Es aconsejable una cura de dos semanas, pero hay que asegurarse de que las heces no sean recicladas en el entorno:

Calabaza

Ajo en agua

Mal aliento

Comprobar que nuestros dientes estén limpios y sin caries. Tomar salvado para mantener normal la actividad de los intestinos. Tratar cualquier infección que podamos tener en el pecho, nariz, boca y garganta.

Jugo de limón en agua caliente al levantarnos más uno de estos jugos:

Zanahoria, espinacas y pepino

Manzana

Manzana y apio

Zanahoria y apio

Menstruación excesiva

Tomar hierro. Las buenas combinaciones de jugos son:

Hinojo y betabel

Ortiga y betabel

Migraña

La contracción nerviosa de los vasos sanguíneos del cerebro puede estar producida por la preocupación o por una alergia. No es frecuente que llegue a conocerse la razón. El jugo más favorable es:

Hinojo.

Lactancia

Preocuparse particularmente de tener un suministro suficiente de hierro y de las vitaminas A, D y C.

Tomar diariamente:

Zanahoria, berros y uno de los jugos siguientes:

Perejil y jitomate

Zanahoria y manzana

Zanahoria y betabel

Zanahoria, manzana y betabel

Ceguera nocturna

La ceguera nocturna es un signo de insuficiencia de vitamina A. Utilizar alguno de los jugos ricos en vitamina A. Son particularmente buenos los siguientes:

Hinojo y zanahoria

Berros, perejil y zanahoria

Papaya

Zanahoria y apio

Zanahoria e hinojo

Pérdida de cabello

Con frecuencia, es una condición heredada ante la que nada puede hacerse. No obstante, se dice que sirve de ayuda frotar una vez al día el cuero cabelludo con jugo de ortiga.

Además:

Espinacas y lechuga, consumidos diariamente al menos durante seis meses.

Otra combinación de jugos es:

Alfalfa, lechuga y zanahoria

Piel

Como guía general debe utilizar ensalada de aguacate. La pulpa de papaya ayuda a eliminar las manchas. Los jugos de limón y pepino son unos cosméticos magníficos y efectivos. No permita que los productos sintéticos obturen los poros.

Entre los jugos y combinaciones de jugos que mejoran la piel, se encuentran:

Manzana

Betabel

Problemas cardiacos

Visitar a un médico. Asegurarse de que la dieta es rica en poliinsaturados, como por ejemplo aceite de maíz, hacer ejercicios suaves y mantener el peso normal.

Los jugos que sirven de ayuda son:

Betabel

Piña y papaya

Rábanos, ajo, jugo de limones y agua

Zanahoria, apio, perejil y espinacas

Senos nasales

Pueden resultar muy dolorosos y dificultar la respiración. En estos casos, utilizar rábanos picantes y ajos.

Otros jugos nutritivos son:

Zanahoria, piña o papaya

Rábanos y limón

Rábanos (raíz y hojas), zanahoria y ajo

Quemaduras al sol

Resultan útiles las grandes cantidades de vitamina A y de calcio, pero lo mejor es impedir la quemadura.

Utilizar el jugo de aguacate como agente protector del sol.

Sobre todo, ser prudente y no exponerse al sol más de un minuto el primer día. Luego se puede ir doblando cada día el tiempo de exposición, especialmente si se evitan los momentos en que el sol es más fuerte, entre las 11:30 y las 14:30.

Rejuvenecimiento

Las valiosas sustancias usuales de apoyo son el ginseng, el polen y la vitamina E. Además de eso, es muy útil un jugo diario de papaya.

Resaca

Si es posible, persuadir al bebedor de que antes de acostarse tome medio litro de agua, o mejor un litro entero.

Por la mañana se verá aquejado de insuficiencia de vitamina B, de insuficiencia de vitamina C y de dolor de cabeza.

Tomar:

Miel, jugo de cítricos y papaya o piña

Repetirlo cada dos horas.

Retención de agua

Puede ser el resultado de varias causas que deberían ser tratadas, como una circulación pobre, problemas renales, etcétera.

Los jugos con buenas propiedades diuréticas (que ayudan a pasar los líquidos) son:

Alcachofa

Espárragos

Apio

Pepino y apio

Diente de león

Diente de león y espárragos

Perejil mezclado con otro jugo

Calabaza (o calabacín)

Rábanos con agua caliente

Reumatismo

Tiene que reconstruir sus fuerzas y deshacerse de los desperdicios tóxicos. Utilizar cualquiera de los siguientes jugos:

Zanahoria y apio

Zanahoria y naranja

Zanahoria, betabel y pepino

Apio, zanahoria y pepino

Berros, pepino y betabel

Beber café de diente de león

Riñones

Es importante beber suficiente líquido todos los días. En este caso, es muy útil la terapia de jugos naturales. Tomar uno o más de los siguientes:

Alcachofa

Espárragos, tres veces al día

Betabel, zanahoria y pepino

Apio, betabel y pepino

Purificación de la sangre

Del mismo modo que la sangre trae los elementos nutritivos, lleva también las toxinas. Si esto no se produce con la eficacia debida, algunos jugos naturales son muy estimulantes de la mejoría de la sangre. Probar uno de los siguientes:

Manzana

Betabel, pepino y zanahoria

Ortiga y betabel

Espinacas y betabel

Berros y zanahorias

Sistema nervioso

Hay varios jugos que ayudan poderosamente al sistema nervioso, pero antes de utilizarlos examinar nuestro estilo de vida para desembarazarnos de cualquier carga innecesaria mientras se reconstituye nuestra salud.

Podemos utilizar cualquiera de los siguientes jugos:

Espárragos, tres veces al día

Diente de león y ortiga

Lechuga, apio y perejil

Presión alta

El doctor debe vernos con frecuencia para comprobarla, aconsejarnos y decirnos si es lo bastante alta como para preocuparse. No obsesionarse, no fumar y no beber mucho alcohol. Mantener un peso moderado. Tomar todos los días jugo de ajo mezclados con jugo de zanahoria.

Tomar también cualquiera de los jugos siguientes:

Zanahoria y perejil

Zanahoria, betabel y pepino

Alfalfa y zanahoria

Naranja

Presión baja

Usualmente es una inconveniencia, pero en absoluto una preocupación grave, a menos que sea realmente baja. Tomar uno de los jugos siguientes:

Zanahoria y espinacas

Betabel y espinacas

Perejil, berros, zanahoria y apio

Tos

La tos expectorante, es decir, que produce la eliminación de moco, es un mecanismo protector necesario. Las toses secas se alivian haciendo gárgaras y tragando después:

Jugo de limones, miel y agua caliente

Encontrar la causa de la tos, por ejemplo un resfriado o un catarro, y tratar luego la condición. Evitar las atmósferas de fumadores. Un buen tratamiento es:

Cebolla

Úlceras

No tomar una dieta blanda a menos que haya una razón médica especial para hacerlo. Al contrario, utilizar pan integral. Tomar jugos de piña y papaya en la forma deseada. También:

Consuelda

Papa

Varices

Se agravan con la tensión del estreñimiento. Utilizar cereales integrales, y tomar todos los días por las mañanas jugo de manzana. Utilizar también:

Espárragos, tres veces al día

Papa

Vómitos

Náusea. Buscar consejo médico si la causa no es evidente. Si se debe a imprudencias en la comida o bebida, resulta útil el descanso y uno de los siguientes jugos:

Papaya

Piña

Perejil y tomate

¿Por qué tomar
jugos naturales?

Sabemos que los jugos son una buena fuente de salud, pero sus propiedades son amplísimas. A continuación enlistamos una serie de motivos por los cuales se considera que es bueno beber jugos diariamente. ¡Salud... con jugos!

Multivitamínicos

Los jugos naturales de frutas aportan un gran porcentaje de vitaminas, y si son combinados su poder vitamínico aumenta. Las vitaminas que más encontramos en las frutas son: C, E y B.

Ricos en fibra

Tanto las verduras como las frutas contienen buena cantidad de fibra soluble, capaz de facilitar la digestión y combatir problemas intestinales como estreñimiento o colitis. El consumo de fibra también resulta útil en el tratamiento contra la obesidad y es indispensable para mantener una buena salud cardiovascular, pues ayuda a evitar la acumulación de grasa en las arterias y mejora la circulación.

Desintoxican el organismo

Gracias a su poder depurativo, ayudan a eliminar toxinas acumuladas en el organismo y que no permiten el correcto funcionamiento de órganos tan importantes como el hígado, considerado el principal depurador del cuerpo. Su poder desintoxicante favorece la función de los riñones, desechando líquidos retenidos causantes de problemas como artritis v obesidad.

Fuente de belleza

Al ser una buena fuente de hidratación, mantienen la elasticidad de los tejidos, evitando la aparición de celulitis, estrías, manchas y arrugas. Su ingesta regular devuelve la suavidad a la piel, el cabello se vuelve más fuerte y evita la fragilidad de las uñas. También remueven las células muertas de la piel, con lo que favorecen su regeneración.

Aumentan las defensas

Fortalecen el sistema inmunológico de manera natural, reducen la frecuencia con que nos enfermamos y el tiempo que dura la enfermedad, aumentan la resistencia a las infecciones y favorecen la recuperación durante la convalecencia, gracias a su gran poder antiviral y antibacterial. Los jugos de cítricos como naranja, toronja y limón son los que más aumentan las defensas.

Combaten la obesidad

Por su gran contenido en nutrientes, los jugos combinados brindan la sensación de saciedad, evitando comer de más y subir de peso. Facilitan la digestión con lo que inhiben la absorción de las grasas de los alimentos para que no se depositen en el organismo en forma de tejido adiposo. Del mismo modo, su poder depurador ayuda a eliminar toxinas y quemar el exceso de grasa, por eso están indicados en dietas de adelgazamiento.

Fáciles de hacer

Los jugos naturales son fáciles de hacer y puedes ocupar una licuadora o un extractor para elaborarlos en casa. Son más nutritivos que los congelados o envasados y tienen menos calorías. Además al consumirlos frescos obtienes todos sus nutrientes y bondades.

Son hidratantes

Los médicos recomiendan beber ocho vasos de agua al día para mantener el cuerpo bien hidratado, pues diariamente perdemos líquidos en funciones vitales como la respiración, sudoración y evacuaciones. La hidratación es muy importante pues sirve para regular la temperatura corporal, facilitar la digestión, tener más energía, facilitar el transporte de nutrientes al organismo y mejorar la función renal.

Tienen gran poder antioxidante

Sus propiedades para evitar la oxidación del organismo evitan el envejecimiento prematuro y protegen contra enfermedades crónicas degenerativas como el cáncer, Alzheimer, artritis, cataratas, Parkinson y diabetes. Son capaces de contrarrestar el daño causado por los radicales libres producto de la contaminación, los rayos UV y el humo del cigarro.

Muy energéticos

Precisamente por la cantidad de vitaminas y minerales que aportan, los jugos son una fuente natural y rápida de energía. Combaten agotamiento, debilidad muscular, cansancio mental, brindan vitalidad, son fortificantes y limpian la sangre de impurezas. Son de gran ayuda para personas que realizan esfuerzos físicos intensos, como los deportistas, para reponer los líquidos perdidos por el sudor.

Con propiedades curativas

Los jugos mantienen un buen porcentaje de las cualidades medicinales de las frutas y verduras; por eso se considera que tienen poderes curativos y su consumo aporta beneficios a la salud. Por ejemplo, el jugo de cereza y el de piña tienen propiedades antiinflamatorias, que contribuyen al tratamiento de procesos reumáticos como la artritis o la gota. Por su parte, el jugo de moras es un excelente remedio para prevenir y tratar afecciones del aparato urinario. Una sola fruta o una verdura puede contener en sí misma varias propiedades curativas.

Mineralizantes

Su gran contenido en minerales los convierte en una buena fuente para mineralizar el organismo. Esta propiedad es especialmente importante para los huesos, pues al estar bien mineralizados, se fortalecen y las posibilidades de fracturas se reducen.

Manzana y zanahoria
(Visión nocturna)

Ingredientes:

3 manzanas rojas picadas

1 vaso de jugo de zanahoria

Preparación:

Licuar perfectamente los ingredientes hasta desaparecer grumos.

Función:

Por su aporte de betacaroteno, favorece la visión nocturna; mientras que su contenido de flavonoides y polofenoles ayuda a proteger la vista contra enfermedades degenerativas como glucosa y cataratas.

Beber un vaso en la mañana, tres veces a la semana.

Manzana y frutos rojos
(Oxidación del organismo)

Ingredientes:

3 manzanas

2 puños de fresas y frambuesas

Agua, la necesaria

Preparación:

Mezclar los ingredientes en la licuadora por unos segundos.

Función:

Su alto contenido en vitaminas C y E lo convierte en un poderoso antioxidante capaz de evitar el envejecimiento. Protege la salud del corazón y el cerebro.

Tomar dos vasos a la semana.

Toronja, manzana e hinojo
(Vientre inflamado)

Ingredientes:

1 vaso de jugo natural de toronja

1 manzana picada

1/4 de bulbo de hinojo picado

1 ramita de menta fresca

Preparación:

Colocar los ingredientes en la licuadora y batir por unos segundos. Colar y beber.

Función:

Mejora la digestión, combate estreñimiento, contribuye a expulsar gases y reduce la inflamación del vientre.

Beber un vaso por la mañana cada tercer día durante un mes.

Toronja, apio y betabel
(Energético)

Ingredientes:

2 toronjas

2 tallos de apio

1/2 betabel chico, picado y sin cáscara

Preparación:

Batir muy bien los ingredientes por unos segundos. Colar y beber.

Función:

Tiene un gran poder remineralizante, revitaliza, favorece la eliminación de toxinas para aprovechar mejor los nutrientes y es una buena fuente de energía.

Beber un vaso en la mañana, dos veces por semana.

Durazno y piña
(Problemas de la piel)

Ingredientes:

2 duraznos picados

1 vaso de jugo natural de piña

Preparación:

Licuar perfectamente los ingredientes hasta desaparecer grumos.

Función:

Bueno para estar bien hidratados. Tiene propiedades depurativas, limpia y purifica la piel, combate problemas como acné y dermatitis. Ataca la piel de naranja y es bueno para quemar grasas.

Tomar un vaso cada tercer día.

Pera, manzana y zanahoria
(Anorexia, anemia)

Ingredientes:

2 peras picadas

1 manzana picada

1 vaso de jugo de zanahoria

1 pedacito de jengibre picado

Hielos para servir

Preparación:

Combinar los ingredientes en la licuadora y beber con hielos.

Función:

Gracias a sus propiedades estimulantes, esta bebida resulta eficaz en el tratamiento de anemia y anorexia, pues favorece el apetito y es rica en hierro y potasio.

Tomar un vaso al día en el desayuno.

Pera, kiwi y guayaba
(Huesos débiles)

Ingredientes:

2 peras picadas

2 kiwis pelados y picados

2 guayabas picadas

Agua, la necesaria

Preparación:

Colocar los ingredientes en la licuadora y batir a velocidad alta.

Función:

Por sus concentraciones de vitamina C, mejora la absorción del hierro de los alimentos favoreciendo la buena salud ósea. Aporta minerales indispensables para fortalecer los huesos y prevenir fracturas.

Beber un vaso por la mañana, dos veces a la semana.

Piña y apio
(Retención de líquidos)

Ingredientes:

1 vaso de jugo natural de piña

2 tallos de apio

Preparación:

Mezclar los ingredientes en la licuadora por unos segundos.

Función:

Es buen diurético, contiene potasio que neutraliza el sodio ayudando a eliminar agua del cuerpo, por lo que evita la formación de edemas o retención de líquidos en el organismo.

Beber un vaso por la mañana durante quince días.

La retención de agua está relacionada con la obesidad, gota, ácido úrico, celulitis y artritis.

Zanahoria, manzana, naranja y apio
(Arteriosclerosis)

Ingredientes:

1 vaso de jugo natural de zanahoria

1 manzana picada

1/2 naranja

1 tallo de apio

1 pedacito de jengibre picado (opcional)

Preparación:

Mezclar los ingredientes en la licuadora hasta desaparecer grumos.

Función:

Es un buen depurador de la sangre, mejora la circulación y elimina colesterol.

Tomar un vaso diario durante tres semanas.

Zanahoria, apio y perejil
(Cólico menstrual)

Ingredientes:

1 vaso de jugo natural de zanahoria

2 tallos de apio

1 manojo chico de perejil fresco

1/2 limón, el jugo

Preparación:

Colocar los ingredientes en la licuadora y batir hasta obtener una mezcla homogénea. Colar y beber con los hielos.

Función:

Reduce inflamación y los dolores asociados con el ciclo menstrual, llamados cólicos. Su poder diurético elimina líquidos retenidos durante el periodo.

Tomar un vaso diario durante cinco días.

Pepino y pera
(Gota)

Ingredientes:

1 pepino sin cáscara

2 peras picadas

Agua, la necesaria

Preparación:

Pasar el pepino por el extractor y licuar con los ingredientes restantes. Beber al momento.

Función:

Desintoxica el organismo, depura la sangre, elimina exceso de líquidos y ácido úrico, cuyas concentraciones están relacionadas con la gota. También es un buen digestivo.

Beber un vaso diario durante quince días.

Naranja, zanahoria y melón
(Presión arterial alta)

Ingredientes:

1 vaso de jugo natural de zanahoria

1 naranja, el jugo

1 rebanada de melón chino picado

Preparación:

Licuar los ingredientes. Beber sin colar.

Función:

Su consumo es auxiliar en el tratamiento de la hipertensión, pues regula la presión arterial y ayuda a eliminar toxinas acumuladas en el organismo.

Beber un vaso por la mañana cada tercer día.

Espinacas y apio
(Agotamiento)

Ingredientes:

1 manojo chico de espinacas

2 tallos de apio

Agua, la necesaria

Preparación:

Licuar perfectamente los ingredientes. Colar y beber recién preparado.

Función:

Brinda vitalidad en situaciones de estrés, cansancio mental y agotamiento. También es bueno para calmar los nervios.

Tomar un vaso diario durante una semana.

Jitomate y pimientos
(Anticancerígeno)

Ingredientes:

6 jitomates (o 1 vaso de jugo natural)

1/2 pimiento rojo

1 tallo de apio

1/2 limón, el jugo

Hielo para servir

Preparación:

Mezclar los ingredientes hasta desaparecer grumos. Colar y servir con hielo.

Función:

Rico en carotenos como el licopeno, sustancia antioxidante que protege contra diferentes tipos de cáncer, entre ellos el de estómago, vejiga, pulmón, próstata, colon, mama, esófago y páncreas.

Beber un vaso, dos o tres veces a la semana.

Jitomate y betabel
(Convalecencias)

Ingredientes:

1 vaso de jugo natural de jitomate

1/2 betabel pelado y picado

Preparación:

Combinar los ingredientes en la licuadora. Colar y beber enseguida.

Función:

Muy aconsejable para superar convalecencias y problemas de anemia, por su alto contenido en hierro, vitamina B y potasio.

Tomar un vaso al día durante una semana.

Manzana y apio
(Depurativo)

Ingredientes:

1 vaso de jugo natural de manzana

2 tallos de apio

Miel de abeja al gusto

Preparación:

Mezclar los ingredientes en la licuadora a velocidad alta. Beber al momento.

Función:

Ayuda a limpiar el organismo, sobre todo al hígado, órgano encargado de depurar la sangre y eliminar sustancias tóxicas. Por su contenido en fibra brinda sensación de saciedad.

Beber un vaso al día, dos o tres veces por semana.

Piña y fresas
(Reumatismo)

Ingredientes:

1 vaso de jugo natural de piña

1/2 taza de fresas

Miel de abeja al gusto

Hielos al gusto

Preparación:

Licuar perfectamente los ingredientes hasta obtener una mezcla homogénea. Servir con hielos.

Función:

Tiene propiedades desinfectantes y antiinflamatorias. Disminuye las concentraciones de toxinas y ácido úrico en la sangre, causantes de procesos reumáticos. Alivia dolor de espalda y de articulaciones en general.

Tomar un vaso, dos o tres veces por semana.

Fresas y uvas
(Mala circulación)

Ingredientes:

8 fresas picadas

150 gr de uvas

Agua, la necesaria

Miel de abeja al gusto

Hielos al gusto

Preparación:

Batir los ingredientes en la licuadora por unos segundos. Servir con hielos.

Función:

Fluidifica la sangre, elimina toxinas y es eficaz contra problemas de circulación. Evita la formación de placa de colesterol en las arterias, es depurativo y antioxidante.

Beber un vaso, dos o tres veces por semana.

Mango y piña
(Sistema nervioso)

Ingredientes:

1 vaso de jugo natural de piña

1 mango, la pulpa

Miel de abeja al gusto

Preparación:

Mezclar los ingredientes hasta desaparecer grumos. Beber al instante.

Función:

Mantiene el buen funcionamiento del sistema nervioso y la salud del cabello y la piel.

Tomar un vaso, dos o tres veces por semana.

Mango, durazno y fresa
(Pulmones sanos)

Ingredientes:

1 mango, la pulpa

8 fresas grandes picadas

1 durazno picado

Agua mineral, la necesaria

Miel para servir

Preparación:

Colocar los ingredientes en la licuadora y batir por unos segundos. Servir y endulzar con miel al gusto.

Función:

Por su riqueza en vitamina C, mantiene los pulmones en buen estado, aumenta las defensas y la resistencia a las infecciones. Mantiene las mucosas hidratadas, previene caries y funciona como laxante suave.

Beber un vaso, dos o tres veces por semana.

El verde es vida

En los últimos años, investigaciones científicas han demostrado que los pigmentos de las frutas y verduras contienen muchos de los compuestos que pueden combatir y prevenir enfermedades degenerativas.

Tales compuestos se conocen como fitonutrientes, sustancias responsables de darles el color y sabor a los alimentos, funcionan como antioxidantes, fortalecen las defensas, desintoxican el organismo, protegen contra los efectos dañinos de los radicales libres como la contaminación y el humo del tabaco y contra padecimientos como cataratas, artritis, hipertensión, diabetes y envejecimiento prematuro.

Los llamados alimentos verdes son una excelente fuente natural de energía, son la pieza central de muchas dietas tradicionales y numerosos estudios señalan que existe una estrecha relación entre las dietas ricas en vegetales verdes y la baja incidencia de cáncer y trastornos cardiacos.

Estos alimentos son los más saludables, limpian y calman el organismo, ejercen una función alcalinizadora en el cuerpo, representan una buena fuente de fibra natural, regulan la presión sanguínea, son ricos en beta carotenos, vitamina C, hierro, calcio, magnesio y contienen importantes cantidades de clorofila. Aquí encontramos los pimientos, chícharos, ejotes, coliflor, lechuga, calabacín, apio, berros, espinacas y pepinos.

La clorofila representa un importante componente nutricional de los alimentos verdes y tiene la misma estructura molecular que la hemoglobina, pigmento de los glóbulos rojos. Su base es el magnesio y aunque no se sabe con exactitud cómo funciona sobre el organismo, sí se sabe que estimula la salud y mejora la química sanguínea.

Además de la clorofila, en los jugos verdes podemos encontrar cantidades importantes de carotenos, que tiene efectos benéficos sobre la disminución del riesgo de padecer cáncer de matriz, ovario, próstata y pulmón.

Los "verdes"

Brócoli: Rico en carotenos, vitamina D y minerales, protege contra diabetes, cáncer, anemia, gastritis y degeneración de la retina. Tiene acción estrogénica, depura el organismo y previene formación de tumores.

Espinaca: Rica en hierro y ácido fólico, baja en calorías, alivia estreñimiento, reduce hipertensión, impide formación de placa en las arterias, combate anemia y mejora la digestión.

Col: Diurética, combate úlcera y colitis, alivia afecciones bronquiales, es antiinflamatoria, previene cáncer de pulmón y facilita el tránsito intestinal.

Lechuga: Elimina gases, protege el estómago, calma los nervios, combate ansiedad y depresión, alivia insomnio, combate ataques de asma y espasmos bronquiales.

Pera: Depurativa, previene cáncer de vejiga, desecha ácido úrico, combate gota, mantiene huesos y nervios en buen estado, reduce hipertensión y regula ritmo cardiaco.

Berros: Purifican el estómago, favorecen la función renal, son depurativos y ricos en hierro, regeneran la hemoglobina, previenen anemia, combaten obesidad, alivian inflamación de vías urinarias y evitan gastritis, obesidad y úlcera.

Perejil: Favorece la digestión, abre el apetito, es diurético, alivia reumatismo, evita formación de cálculos renales, alivia dolor menstrual, es afrodisíaco y evita mal aliento.

Pimiento verde: Excelente fuente de vitamina C, desintoxica, tiene propiedades antidiarréicas, combate vómito, cicatriza úlceras, es analgésico, calma dolor reumático y de cabeza.

Kiwi: Antioxidante, tiene propiedades rejuvenecedoras, es cicatrizante, aumenta las defensas, previene infecciones, estimula la memoria, es laxante y elimina los parásitos intestinales.

Pepino: Refrescante, repara la mucosa intestinal, combate obesidad, limpia los intestinos, expulsa parásitos intestinales, tiene propiedades antiinflamatorias, es astringente y tonifica la piel.

Melón verde: Combate deshidratación, estimula la función renal, mejora la circulación, facilita el tránsito intestinal, previene estreñimiento y es útil en el tratamiento de obesidad, flacidez y manchas en la piel.

Jitomate, apio y lechuga
(Mejora la circulación)

Ingredientes:

2 jitomates

50 gr de lechuga

50 gr de apio

1 ramita de perejil

1 cucharada de jugo de limón

1 taza de agua

Preparación:

Pasar el jitomate y la lechuga por el extractor. Licuar el jugo obtenido con los ingredientes restantes. Beber enseguida.

Función:

Es antioxidante, depurativo, diurético, analgésico y antibacterial, bueno para el sistema circulatorio, reduce colesterol y previene enfermedades cardiovasculares, regenera los tejidos y la piel; protege contra cáncer e infecciones y favorece la digestión.

Beber un vaso a la semana, por la mañana.

Melocotón, zanahoria, manzana y frambuesa
(Fortalece huesos y dientes)

Ingredientes:

2 melocotones picados

1 manzana

2 zanahorias

1 puñado de frambuesas

Preparación:

Licuar perfectamente los ingredientes hasta obtener una mezcla homogénea. Beber recién preparado. Se puede agregar un poco más de jugo de zanahoria para hacerlo menos espeso.

Función:

Mantiene huesos, dientes y encías en buen estado, es antioxidante, evita descalcificación ósea y previene osteoporosis, combate problemas de la piel y reumatismo, tiene propiedades analgésicas y aporta mucha fibra.

Tomar uno o dos vasos a la semana, durante un mes. Descansar un mes y reiniciar.

Lechuga, manzana, limón y espinaca (Inflamación estomacal)

Ingredientes:

1/2 lechuga picada

1 taza de jugo de manzana

1 limón, el jugo

1/2 taza de espinacas picadas

Preparación:

Batir los ingredientes en la licuadora. Colar y beber recién hecho.

Función:

Facilita la digestión, protege el estómago, elimina gases intestinales, reduce inflamación estomacal, previene estreñimiento, ideal en caso de colitis, combate arterosclerosis, tonifica los nervios, es rico en fibra y disminuye presión arterial alta.

Beber uno o dos vasos al día, durante tres días, para aliviar las molestias. No indicado para personas con gota, cálculos renales o artritis.

Jitomate, zanahoria y rábano
(Antiséptico)

Ingredientes:

> 4 jitomates
>
> 4 zanahorias
>
> 1 rabanito picado
>
> 1 pizca de sal
>
> 1 pizca de pimienta
>
> Jugo de limón al gusto

Preparación:

Licuar los ingredientes a velocidad alta. Colar y beber recién preparado con un popote.

Función:

Es antiséptico y bactericida, combate afecciones respiratorias e infecciones, tiene propiedades expectorantes, fortalece las defensas, aporta mucha vitamina C y es bueno en caso de resfriados. También combate estreñimiento, es diurético y depurativo.

Tomar un vaso a la semana, por la mañana.

Apio, manzana y zarzamora
(Ácido úrico)

Ingredientes:

> 4 tallos de apio picados

1 taza de jugo de manzana

1 puñado de zarzamoras

1 trozo de raíz de jengibre

1 cucharadita de aceite de linaza

Preparación:

Mezclar los ingredientes en la licuadora hasta obtener una consistencia homogénea. Colar y beber enseguida.

Función:

Es diurético y depurativo, elimina colesterol y ácido úrico, es auxiliar en caso de gota, alivia dolor reumático, reduce hipertensión, tiene propiedades analgésicas, contiene mucha fibra y combate inflamaciones de articulaciones, tendones, etcétera.

Beber un vaso al día, una vez por semana.

Plátano, guayaba y maracuyá (Nerviosismo)

Ingredientes:

3 plátanos picados

1 taza de maracuyá

1 taza de jugo de guayaba natural

Preparación:

Colocar los ingredientes en la licuadora y batir a velocidad alta. Colar y beber poco a poco.

Función:

Combate estados de nerviosismo, estrés y depresión, tiene propiedades calmantes. Ayuda a conciliar el sueño, mejora la circulación, alivia síntomas del periodo menstrual y dolor de cabeza. Fortalece el cabello, protege los músculos, sacia el apetito y es útil en caso de debilidad, agotamiento físico y desnutrición.

Tomar dos vasos a la semana, por la mañana.

Plátano, fresa y naranja
(Astringente)

Ingredientes:

1/2 taza de fresas picadas

2 plátanos picados

1 taza de jugo de naranja natural

Preparación:

Licuar perfectamente los ingredientes hasta desaparecer grumos. Beber enseguida.

Función:

Actúa como hidratante y remineralizante, elimina líquidos retenidos, es astringente, desinflama, neutraliza los efectos del tabaco y la contaminación, depura la sangre, es nutritivo y mejora la digestión.

Beber uno o dos vasos a la semana, antes de mediodía.

Zanahoria y rábano
(Vías respiratorias)

Ingredientes:

1 vaso de jugo de zanahoria

1 cucharada de jugo de rábano

Preparación:

Batir los ingredientes en la licuadora a velocidad alta. Beber enseguida.

Función:

Fortalece las vías respiratorias, combate catarro, alivia garganta irritada, favorece la expectoración, es antioxidante y funciona como antibiótico.

Tomar uno o dos vasos al día, mientras dura el malestar; máximo durante cinco días.

Alfalfa, zanahoria y lechuga
(Caída del cabello)

Ingredientes:

1 taza de alfalfa

1 taza de jugo de zanahoria

1/4 de lechuga picada

Preparación:

Mezclar los ingredientes en la licuadora hasta desaparecer grumos. Colar y beber enseguida.

Función:

Combate la caída del cabello, fortalece el cuero cabelludo, favorece el crecimiento de cabello nuevo, funciona como regenerador celular, es vigorizante, auxiliar en caso de anemia y debilidad, es rico en hierro y puede combatir la caspa.

Beber un vaso al día, durante tres meses.

Ciruela pasa, manzana y naranja
(Estreñimiento)

Ingredientes:

6 ciruelas pasa

1/2 manzana con cáscara y picada

1/2 taza de jugo de ciruela

1/2 taza de jugo de naranja

Preparación:

Licuar a velocidad alta. Beber enseguida.

Función:

Es rico en fibra, combate estreñimiento, elimina líquidos, desintoxica y depura, funciona como un laxante suave, regula digestión, reduce inflamación y acidez estomacal, previene cáncer de colon, desecha grasas y evita la formación de coágulos y placas en las arterias.

Tomar una o dos cucharadas al día, antes de las comidas, tres veces a la semana.

Papa y piña
(Úlcera gástrica)

Ingredientes:

1 papa con cáscara y picada

1 vaso de jugo natural de piña

Preparación:

Licuar perfectamente los ingredientes. Colar y beber recién preparado.

Función:

Ayuda a cicatrizar úlcera en el estómago, protege la mucosa intestinal, normaliza la flora, combate acidez estomacal, mejora la digestión, acelera el tránsito intestinal, previene la formación de cálculos renales y tiene un gran poder diurético.

Tomar dos vasos a la semana, durante un mes. Suspender en caso de hipersensibilidad a la bromelina, componente contenido en la piña.

Zanahoria, apio y perejil
(Cataratas)

Ingredientes:

1 taza de jugo de zanahoria

2 tallos de apio picados

1 ramita de perejil finamente picada

Preparación:

Licuar los ingredientes a velocidad alta. Beber recién preparado.

Función:

Mantiene la vista en buen estado, impide la formación de cataratas, es antioxidante, favorece la visión nocturna, rico en betacaroteno, previene la degeneración de la retina y tiene propiedades diuréticas.

Tomar un vaso por la mañana y otro por la tarde.

Sandía y granada
(Bajo en calorías)

Ingredientes:

1 vaso de jugo de sandía

1 vaso de jugo de granada

1 cucharadita de jugo de limón

Preparación:

Batir los ingredientes en la licuadora. Servir y beber poco a poco.

Función:

Reduce colesterol e hipertensión, es diurético, activa la cicatrización, favorece la formación de nuevos tejidos, es refrescante, antiséptico y antinflamatorio, disminuye el riesgo de enfermedades degenerativas.

Beber un vaso a la semana en temporada. No indicado para personas con insuficiencia renal y dietas bajas en potasio.

Zanahoria, naranja y perejil
(Calambres musculares)

Ingredientes:

1 taza de jugo de zanahoria

1 naranja sin cáscara y picada

1 manojito de perejil finamente picado

Preparación:

Mezclar los ingredientes en la licuadora hasta obtener una mezcla homogénea. Beber recién hecho.

Función:

Previene la aparición de calambres, torceduras y desgarres musculares que aparecen durante el ejercicio, gracias a su contenido de potasio y magnesio, minerales que fortalecen y tonifican los músculos.

Tomar un vaso una hora antes de hacer ejercicio y, como medida preventiva, un vaso a media mañana.

Pera, melón y papa
(Fertilidad)

Ingredientes:

1/2 taza de melón chino picado

3 peras picadas

1 papa sin cáscara y picada

Preparación:

Pasar el melón por el extractor de jugos. Licuar el jugo obtenido con los ingredientes restantes, hasta desaparecer grumos.

Función:

Incrementa la vitalidad, desintoxica el organismo, es nutritivo, favorece la fertilidad y aporta buenas cantidades de ácido fólico, que ayuda a evitar malformaciones del bebé durante el embarazo. Previene cáncer, mantiene una buena salud ósea, es bajo en calorías y muy energético.

Beber un vaso a la semana durante un mes. Descansar un mes y repetir.

Naranja, pera, uva y manzana (Estimulador mental)

Ingredientes:

1 naranja

1 pera picada

1/2 taza de uvas verdes

1 taza de jugo de manzana

Preparación:

Licuar los ingredientes y beber recién preparado.

Función:

Es bueno para la memoria, estimula actividad cerebral, es energético y muy nutritivo, favorece el proceso de aprendizaje, mejora las habilidades motoras, interviene en la etapa de crecimiento, protege contra la aparición de Alzheimer y retarda la pérdida de memoria en adultos mayores por el envejecimiento.

Cinco días antes de beber este jugo, eliminar de la dieta el café, la repostería y las grasas, para desintoxicar el organismo. Después, tomar uno o dos vasos a la semana.

Jitomate y pepino
(Hipertensión arterial)

Ingredientes:

1/2 jitomate picado

1/2 pepino sin cáscara y picado

Preparación:

Pasar el pepino por el extractor. Licuar el jugo obtenido con el jitomate. Se puede agregar un poco de agua para hacerlo menos espeso.

Función:

Ayuda a reducir presión arterial alta, tiene propiedades diuréticas, aumenta la producción de orina, purifica la sangre, mantiene limpias las arterias, mejora la circulación, limpia el intestino de residuos fecales, combate estreñimiento y es eficaz en caso de obesidad y sobrepeso.

Beber un vaso, dos o tres veces a la semana.

Betabel, papa, manzana y jitomate
(Regenerador celular)

Ingredientes:

1 diente de ajo picado

1 betabel picado

1 papa sin cáscara y picada

1 limón, el jugo (opcional)

1 jitomate picado

1 rebanada delgada de cebolla finamente picada

1 taza de jugo de manzana

Preparación:

Licuar a velocidad alta hasta desaparecer grumos. Beber enseguida.

Función:

Es refrescante, combate insomnio y depresiones leves, purifica la sangre, calma los nervios, estimula el sistema inmunológico y la actividad cerebral, es relajante, ayuda a regenerar las células, es anticancerígeno, protege el sistema nervioso, activa la cicatrización, favorece circulación y oxigenación.

Tomar un vaso a la semana, por la mañana.

Piña, ajo y zanahoria
(Arterosclerosis)

Ingredientes:

1 taza de jugo de piña natural

50 ml de ajo

1 vaso de zanahoria picada

Preparación:

Licuar los ingredientes hasta obtener una mezcla homogénea. Beber poco a poco.

Función:

Es diurético y desintoxicante, mejora el metabolismo de las grasas, impide la concentración de grasa en las arterias, fortalece los vasos sanguíneos, acelera la digestión de proteínas y, gracias a su efecto vasodilatador, permite que la sangre fluya mejor por las arterias.

Tomar un vaso al día, por la mañana.

Perejil, berros y zanahoria
(Dermatitis)

Ingredientes:

50 gr de perejil

1/2 vaso de jugo de berros

1 vaso de jugo de zanahoria

Preparación:

Colocar los ingredientes en la licuadora y batir unos segundos. Beber recién hecho.

Función:

Tiene propiedades astringentes y depurativas, ayuda a aliviar dermatitis producida por alergia, acelera la eliminación de toxinas, útil en caso de inflamación, limpia los poros de grasa y los desinfecta, regenera la piel, la lubrica y combate comezón e irritación.

Beber uno o dos vasos a la semana durante siete días. Se puede aplicar sobre la zona afectada un poco de pulpa de aguacate o papaya.

Piña y papaya
(Diarrea)

Ingredientes:

1 taza de jugo de piña

1/2 taza de papaya picada

Preparación:

Licuar perfectamente los ingredientes. Beber recién preparado.

Función:

Tiene propiedades antidiarreicas, acelera la digestión y ayuda a evitar que las bacterias causantes de la diarrea se adhieran a la pared intestinal. Elimina gases intestinales, elimina los parásitos que provocan putrefacciones estomacales, facilita la digestión de grasas y regula el aparato digestivo.

Tomar uno o dos vasos al día, máximo por tres días. Si continúan las molestias, consultar al médico.

Manzana y apio
(Mal aliento)

Ingredientes:

1 taza de jugo natural de manzana

1/2 taza de apio picado

Preparación:

Mezclar los ingredientes en la licuadora a velocidad alta. Servir y beber enseguida.

Función:

Ayuda a combatir la halitosis o mal aliento, elimina poco a poco el desagradable olor de la boca. Puede ser causado por la mala digestión, así que este jugo acelera el proceso digestivo, elimina toxinas, purifica el organismo y mantiene normal la actividad de los intestinos.

Al levantarte, tomar un poco de jugo de limón disuelto en agua caliente, más un vaso de este jugo, durante un mes. Acudir al dentista para verificar que no se tienen infecciones o caries, causantes también del mal aliento.

Espinaca, pimiento y fresas
(Dolor de cabeza)

Ingredientes:

1/4 de vaso de jugo de espinaca

1/2 vaso de jugo de pimiento

1 taza de fresas picadas

Miel de abeja al gusto

Preparación:

Colocar los ingredientes en la licuadora y batir hasta obtener una mezcla homogénea. Servir y beber recién hecho.

Función:

Disminuye presión arterial, tiene propiedades sedantes y analgésicas, fluidifica la sangre, fortalece las venas, alivia dolor de cabeza y malestar corporal, mejora la circulación, combate inflamación, ayuda a eliminar colesterol y es útil en caso de reumatismo.

Tomar uno o dos vasos al día, para aliviar las molestias. Como prevención, beber un vaso a la semana.

¡Adelgazar sin riesgos!

Existen dietas milagrosas que prometen bajar kilos con rapidez, pero que ponen en riesgo la salud y los resultados duran poco, ya que en realidad no hay productos que no tengan "rebote"; para perder peso sanamente es necesario seguir un régimen alimenticio personalizado y preescrito por un nutriólogo. ¿Por qué cuidar el peso?

Bajar de peso no sólo se relaciona con verse y sentirse bien, también ayuda a reducir el riesgo de padecer enfermedades del corazón, diabetes, colesterol, problemas para respirar, alteraciones de los huesos y articulaciones.

La constante preocupación por reducir peso nos lleva a seguir dietas inadecuadas que provocan desequilibrios, porque se adelgaza perdiendo masa muscular, agua y muy poca grasa.

Y es que la grasa se almacena en nuestro cuerpo en células adiposas, que pueden aumentar hasta diez veces su tamaño, provocando incremento de talla corporal. La idea es eliminar grasa a través de una comida balanceada y sin riesgos.

Algunas personas prefieren las pastillas, éstas no funcionan y alteran algunos procesos como el sueño, porque contienen cafeína; otras pueden tener hierbas tóxicas con graves efectos secundarios, inclusive la muerte.

Hoy en día existe una mayor preocupación por cuidar nuestra alimentación y no es raro ver que cada vez más gente recurre a métodos naturales para adelgazar. Una opción saludable es la cura con frutas y verduras, durante varios días, que desintoxican el organismo.

¿Qué hacer?

Para adelgazar sanamente, con éxito y sin desórdenes físicos o emocionales, es necesario reducir peso de manera gradual, y de acuerdo a cada complexión.

Bajar uno o dos kilos por semana, seguir un régimen equilibrado en el que se combinen todos los grupos alimenticios (carnes, verduras, frutas, cereales y lácteos) sin eliminar la grasa que es fundamental para el metabolismo, aunque ésta debe ser de origen vegetal como la del ajonjolí o la del pescado.

Comer sanamente y con moderación, eliminar alimentos ricos en grasa, azúcar y sal, acudir con un especialista que nos indique el tipo de dieta que necesitamos, hacer más ejercicio y quemar más calorías de las que consumimos.

Un error común es creer que si se reduce drásticamente la cantidad de comida que se ingiere, se baja de peso rápidamente, esto no siempre es así porque el cuerpo puede acostumbrarse a la nueva cantidad y comenzar a acumular grasas en reserva.

Recordemos que la combinación de grasa y azúcar es una de las que más engorda, pues cuando el azúcar ingresa a la sangre, el organismo produce una gran cantidad de insulina, se rompen las células grasas y van directo al tejido adiposo.

Consejos para perder kilos

Debemos empezar por cambiar la forma de comer, cuidando las cantidades y la calidad de los alimentos que ingerimos. Estas son algunas claves para adelgazar sanamente:

Evitar largos períodos de ayuno.

Comer pequeñas porciones y hacer hasta cinco comidas al día.

Escoger alimentos bajos en grasa y colesterol.

Limitar los aderezos grasos (aceite, mayonesa), las botanas y comida chatarra.

Aumentar el consumo de fibra y disminuir el azúcar, los dulces y refrescos.

Reducir el consumo de sal a una cucharadita diaria.

Beber dos o más litros de agua.

Ingerir menos calorías de las que quemamos.

Consumir cinco o más porciones de frutas y verduras al día, y seis o más porciones de productos integrales.

Incluir pescado dos veces por semana. La sardina, el atún y el salmón son opciones saludables.

Preferir el pollo sin piel y carnes magras.

Cocinar al vapor y condimentar con limón, ajo, cebolla y aceite de oliva virgen.

Utilizar aceites con dos gramos o menos de grasa saturada, como margarina líquida y blanda, aceite de cártamo, maíz y soya.

Realizar ejercicio con frecuencia.

Tomar alcohol con moderación.

Manzana y frambuesa
(Depurativo)

Ingredientes:

2 manzanas grandes picadas, sin cáscara

1/2 taza de frambuesas lavadas y desinfectadas

Preparación:

Extraer el jugo de las manzanas y colar. Licuar con las frambuesas y beber de inmediato.

Función:

Tiene un efecto diurético y su rico contenido en fibra soluble depura el intestino, elimina toxinas almacenadas en el cuerpo, facilita la digestión y combate el estreñimiento, ayudando a perder grasa. Favorece el desecho de líquidos.

Tomar una vez al día, por las mañanas, dos veces a la semana.

Piña, papaya y tamarindo
(Perder kilos)

Ingredientes:

1 taza de piña picada, sin cáscara

1/2 taza de jugo de tamarindo

1 rebanada grande de papaya, sin cáscara

Preparación:

Pasar la piña por el extractor de jugos. Licuar con los otros ingredientes. Colar y beber inmediatamente. Para hacerlo menos espeso podemos agregar agua mineral.

Función:

Eficaz para adelgazar, desecha toxinas, evita la retención de líquidos, reduce la celulitis, hidrata los tejidos, alivia el estreñimiento y facilita el metabolismo de las grasas.

Beber un vaso en el desayuno, a mediodía diluido en ½ litro de agua, uno más en la comida, otro a media tarde y el último en la cena, durante tres días seguidos. Comer alimentos ricos en vitamina B y C, té de naranjo o manzanilla antes de dormir y dos litros de agua para evitar la deshidratación.

Manzana, piña y papaya
(Digestivo)

Ingredientes:

1 manzana picada, sin cáscara

1 taza de jugo de piña

1/4 de taza de papaya picada

Preparación:

Extraer el jugo de manzana. Licuar con los ingredientes restantes. Colar y beber enseguida.

Función:

Ideal para personas con problemas dentales, estómago delicado y digestiones pesadas. Alivia dolores estomacales, indigestión y estreñimiento. Rehidrata y suaviza la mucosa intestinal.

Tomar un vaso después de la comida, tres veces a la semana. Una manzana mediana (150 gr) tiene 80 calorías y es un elemento imprescindible en las dietas de adelgazamiento.

Alfalfa, pepino y miel
(Mejora función intestinal)

Ingredientes:

1 taza de alfalfa (sólo las hojas)

1/2 pepino picado, sin cáscara

1 vaso de agua natural

1 cucharada de miel de abeja

Preparación:

Lavar y desinfectar la alfalfa durante diez minutos. Pasar por el extractor de jugos junto con el pepino. Licuar con el resto de los ingredientes. Servir sin colar y beber de inmediato.

Función:

Mejora la función intestinal y evita el desarrollo de bacterias; es depurativo y desintoxicante, protege la mucosa estomacal y el hígado, combate anemia porque regenera la hemoglobina, evita hemorroides, controla diabetes, previene cáncer, asma y desnutrición. Favorece la flora intestinal.

Tomar un vaso en ayunas diariamente por siete días, cada dos meses. Otra sana combinación: una rebanada de piña sin cáscara licuada con el jugo de un limón.

Toronja y nopal
(Quema grasa)

Ingredientes:

2 toronjas

1 nopal pequeño sin espinas y picado

Preparación:

Licuar los ingredientes hasta obtener una mezcla homogénea. Servir sin colar y beber de inmediato,

Función:

Este es un clásico para perder kilos porque inhibe el hambre, remineraliza la sangre, es diurético, facilita la digestión y la expulsión de desechos, combate problemas de circulación —como varices—, evita resfriados, infecciones de hígado, estómago, riñones y vejiga. Bueno para la hipertensión, colesterol y triglicéridos altos.

Se puede beber un vaso diario en ayunas, por una semana; y para mantener el peso ideal, consumirlo tres veces a la semana cada mes. Agregar una cucharadita de miel de abeja para mejorar su sabor.

Acelgas, piña y miel
(Mantener el peso estable)

Ingredientes:

1 manojo de acelgas limpias y desinfectadas

1/2 taza de piña picada, sin cáscara

1 cucharadita de miel de abeja

Preparación:

Pasar las acelgas y la piña por el extractor. Agregar la miel de abeja. Servir sin colar y beber de inmediato.

Función:

Suave laxante y diurético, limpia el organismo, facilita la expulsión de grasa alojada en el organismo, disminuye la celulitis, elimina células muertas, fortalece la sangre, es refrescante y antiinflamatorio. Bueno en casos de garganta irritada y catarro.

Tomar un vaso en el desayuno diariamente, una vez al mes para conservar el peso. Eliminar toxinas con un plato de acelgas al vapor con aceite de oliva en la comida, mientras se sigue una dieta para adelgazar.

Sandía y melón
(Bajo en calorías)

Ingredientes:

1 taza de sandía picada, sin cáscara

1 taza de melón chino picado, sin cáscara

Preparación:

Pasar la fruta por el extractor. Servir sin colar y beber. Agregar agua mineral para hacerlo menos espeso.

Función:

Tiene propiedades depurativas, calma la sed, es bajo en calorías y rico en carbohidratos, así que brinda una energía más duradera que las grasas; calma la ansiedad entre comidas, previene estreñimiento y es diurético. Útil en casos de reumatismo, gota, obesidad, hemorroides, dolor de cabeza, acumulación de ácido úrico, artritis, intoxicaciones, acné y afecciones pulmonares.

Beber un vaso, una hora antes del desayuno y tres horas después de la comida, dos veces a la semana por un mes.

Manzana y pera
(Estreñimiento)

Ingredientes:

1 taza de jugo manzana

1/2 taza de pera picada

Preparación:

Licuar los ingredientes. Beber sin colar.

Función:

Elimina impurezas, alivia estreñimiento y funciona en casos de colitis y colon irritado. Posee propiedades dietéticas, ya que depura el organismo, los riñones y el canal intestinal. Aporta muy pocas calorías, es rico en fibra y no contiene sodio, mantiene estable los niveles de glucosa y colesterol en la sangre.

Tomar un vaso antes de cada comida. Consumir dos manzanas al día reduce hasta un 10% el nivel de colesterol malo.

Papaya y fresa
(Neutraliza la acidez)

Ingredientes:

1 taza de fresas picadas

2 rebanadas gruesas de papaya

Preparación:

Pasar los ingredientes por el extractor. Colar y beber enseguida.

Función:

Contra problemas estomacales, neutraliza la acidez estomacal, es digestivo, ayuda a digerir carnes y comidas pesadas, acelera la función intestinal, quema grasas, tiene acción astringente y alivia el estreñimiento.

Pera, frambuesa y fresa
(Purifica el estómago)

Ingredientes:

2 peras picadas

1/4 de taza de frambuesas

10 fresas lavadas y desinfectadas

1 1/2 tazas de agua natural

Preparación:

Licuar los ingredientes a velocidad lenta. Colar y beber recién preparado.

Función:

Limpia y purifica el aparato digestivo, es antioxidante, diurético, astringente y rico en fibra. Desinflama la mucosa intestinal y es recomendado en casos de estómago delicado, gastritis y úlcera. Reduce el riesgo de enfermedades del corazón, cerebro y padecimientos degenerativos como cáncer y reumatismo.

Zanahoria, lechuga, pepino, apio y jitomate
(Estreñimiento)

Ingredientes:

8 zanahorias sin cáscara

3 hojas de lechuga limpia y desinfectada

1 pepino sin cáscara

2 tallos de apio

2 jitomates picados

2 dientes de ajo picados

Preparación:

Pasar los ingredientes por el extractor, excepto el ajo. Licuar el jugo obtenido con el ajo. Servir y beber de inmediato.

Función:

Ayuda a mantener el peso ideal, desinflama el vientre, refresca, hidrata, desintoxica y elimina desperdicios acumulados en los intestinos. Alivia cólicos, disipa gases, combate estreñimiento, ayuda a adelgazar, disminuye la acidez, facilita la digestión y protege el estómago.

Beber un vaso a media mañana, dos veces a la semana. Comer lechuga hervida con un poco de sal en ayunas, fortalece el estómago.

Piña, berros y apio
(Reductivo)

Ingredientes:

1 taza de piña picada, sin cáscara

1 manojo chico de berros

3 tallos de apio

Preparación:

Extraer el jugo de piña y berros. Licuar con el apio. Servir y beber de inmediato.

Función:

Indicado para reducir medidas cuando se está sometido a dietas para bajar de peso. Es rico en fibra, sacia el hambre, previene el estreñimiento, normaliza la flora intestinal y evita la obesidad, ya que hace más lento el paso de los alimentos por el estómago y produce una sensación de saciedad.

Beber un vaso después de la comida, tres veces a la semana, durante un mes o lo que dure la dieta. Este jugo no funciona solo, debe estar acompañado por sesiones frecuentes de ejercicio y una dieta balanceada.

Naranja y manzana
(Desintoxicante)

Ingredientes:

4 naranjas

1/2 taza de manzana picada

1 taza de agua mineral

Preparación:

Extraer el jugo de manzana y naranja. Licuar con agua mineral. Beber enseguida.

Función:

Es bajo en calorías y buena fuente de fibra. Tiene acción laxante y desinfectante gracias a sus ácidos cítricos y es útil en infecciones intestinales. Activa el funcionamiento intestinal, desintoxica, mejora el estreñimiento, actúa como analgésico en dolores de estómago, fortifica los músculos estomacales, disuelve residuos acumulados y facilita la digestión.

Índice

Esta obra se terminó de imprimir en los talleres de
EDICIONES CULTURALES PARTENON, S.A. DE C.V.
16 de Septiembre No. 29-A Col. San Francisco Culhuacán
C.P. 04700, México, d.f., 5445-9534